NOUVEAUX

MOYENS HÉMOSTATIQUES

AVANT ET APRÈS LES ACCOUCHEMENTS

COMPLIQUÉS

D'INSERTION DU PLACENTA SUR LE COL

PAR

LE Dr CHASSAGNY

De Lyon

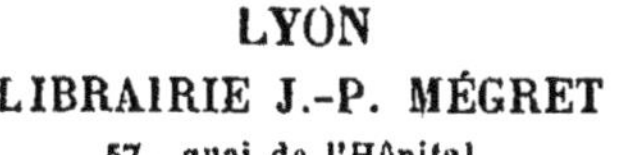

LYON
LIBRAIRIE J.-P. MÉGRET
57, quai de l'Hôpital.

PARIS
VICTOR MASSON ET FILS
17, place de l'École-de-Médecine.

1868

NOUVEAUX

MOYENS HÉMOSTATIQUES

AVANT ET APRÈS LES ACCOUCHEMENTS

COMPLIQUÉS

D'INSERTION DU PLACENTA SUR LE COL

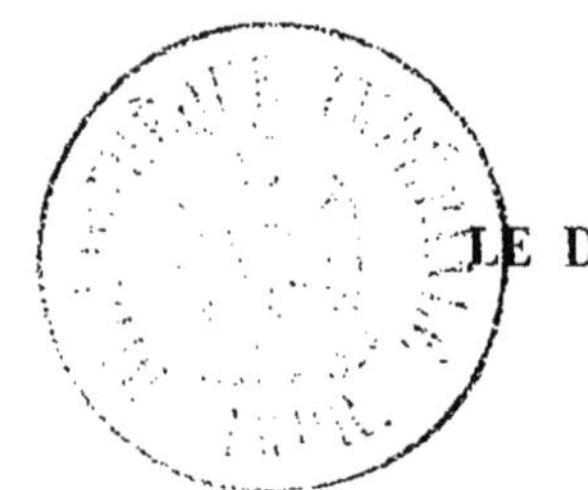

PAR

LE Dr CHASSAGNY

De Lyon

LYON
LIBRAIRIE J.-P. MÉGRET
57, quai de l'Hôpital.

PARIS
VICTOR MASSON ET FILS
17, place de l'École-de-Médecine.

1868

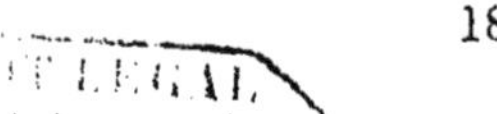

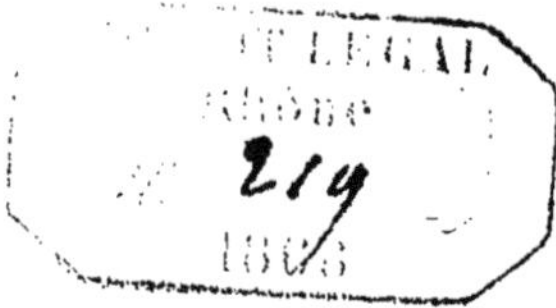

NOUVEAUX

MOYENS HÉMOSTATIQUES

AVANT ET APRÈS LES ACCOUCHEMENTS

COMPLIQUÉS

D'INSERTION DU PLACENTA SUR LE COL

On est assez généralement disposé à ne juger une méthode, à ne la considérer comme bonne et solidement assise que lorsqu'elle repose sur un certain nombre de faits et sur une série imposante de succès. Cependant ce n'est pas dans ces conditions que la science peut toujours se constituer, et lorsqu'il s'agit de cas rares, exceptionnels, dont l'expérience d'un seul ne pourrait que lentement et difficilement former un faisceau, les idées spéculatives doivent devancer les faits ; un procédé nouveau ne saurait se présenter à la pensée sans qu'il incombe à chacun de nous le devoir de le vulgariser immédiatement, de lui faire tout d'abord supporter le feu de la discussion, pour qu'après avoir été apprécié théoriquement il puisse recevoir de l'expérience collective la sanction pratique.

Certainement les théories font naître trop souvent de bien décevantes illusions et exposent quelquefois à de rudes mécomptes, mais cependant lorsqu'elles reposent sur des raisonnements sérieux, lorsqu'elles se fondent sur des données mathématiques précises et parfaitement établies, on peut être à peu près sûr que les faits ne viendront pas leur donner de démenti.

C'est dans ces conditions que j'espère avoir placé les deux procédés nouveaux que je soumets aujourd'hui à l'appréciation de mes confrères et que je vais essayer de décrire, après avoir fait précéder cette description de quelques considérations générales sur les insertions du placenta sur le col, et sur les indications qui en découlent.

L'insertion du placenta sur le col est toujours une complication fâcheuse, mais dont la gravité varie suivant différentes circonstances et notamment suivant l'état général de la malade, et quant à l'état local suivant le point et l'étendue de l'insertion.

Il est évident que plus la femme sera dans un état de santé florissant, plus elle sera forte et vigoureuse, mieux elle pourra supporter les conséquences d'une hémorrhagie dont la plasticité de son sang tendra d'ailleurs à diminuer l'importance.

D'un autre côté, quelle que soit la théorie que l'on invoque pour expliquer l'hémorrhagie, tout le monde sait qu'elle est d'autant plus à redouter que les rapports anormaux ont lieu dans une plus grande partie de la circonférence du col, que l'insertion se rapproche davantage de celle dite *centre pour centre*.

Mais, quelle que soit sa gravité relative, chaque cas constitue individuellement un drame complet dont l'action se déroule lentement aux premiers actes, puis s'accélère progressivement jusqu'au dénouement, pour se précipiter avec une effrayante rapidité à la dernière scène, lorsque le fœtus a quitté l'utérus, chassé par ses efforts naturels ou extrait par l'intervention de l'art.

Cette lente évolution des premiers accidents sera utilisée par l'accoucheur prudent qui aura l'avantage de n'être pas pris à l'improviste, de pouvoir organiser tout un plan de campagne et de s'assurer la victoire en se préparant à toutes les éventualités.

Il aura soin surtout de ne pas se laisser surprendre par l'insidieuse bénignité des premiers accidents, il tiendra un compte sévère de ces petites hémorrhagies en apparence insignifiantes, il saura qu'elles doivent se multiplier et qu'en amenant progressivement la faiblesse, l'anémie, elles peuvent mettre la malade dans l'impossibilité de supporter la catastrophe de la dernière heure.

Pour cette première période la science nous a suffisamment armés, et lorsque de petites hémorrhagies se produiront, un, deux ou trois mois avant le terme de l'accouchement, il suffira de légers astringents, de l'application du froid, de quelques révulsifs, et par-dessus tout du repos absolu, pour conjurer ces premiers accidents et leur ôter toute gravité.

Grâce à ces moyens simples et à une surveillance active, l'accoucheur, pour peu qu'il soit secondé par l'intelligence et la docilité de la malade, pourra la conduire sans encombre au terme de sa grossesse ou à une époque très-rapprochée de ce terme, jusqu'à ce moment où les minutes vont devenir des heures et où le salut de la mère et de l'enfant dépendront de la sûreté et de la promptitude de son intervention.

Aussitôt donc que les pertes deviendront plus fréquentes, aussitôt qu'elles commenceront à paraître réfractaires aux moyens médicaux employés jusqu'ici, toute hésitation va constituer une faute, tout atermoiement devra être considéré comme un crime de lèse-science et de lèse-humanité ; et il ne faut pas un bien grand effort de logique pour démontrer qu'il y aurait plus de prudence que de témérité à devancer cette époque et à ne pas se laisser surprendre par ces redoutables éventualités.

Je n'ai certainement pas exagéré la gravité de la tâche qui incombe à l'accoucheur, mais aussi on comprendra que la science ne saurait lui imposer de semblables devoirs, si elle ne lui donne en même temps les moyens de les remplir, si elle ne met à sa disposition des procédés assez puissant pour le rassurer complètement, assez rationnels pour faire taire tous ses scrupules et rendre toute défaillance inexcusable.

Et cependant sommes-nous bien à la hauteur des difficultés que nous allons rencontrer, de la responsabilité que nous allons assumer ?

Pour résoudre cette question je ne passerai pas en revue tous les procédés qui ont été successivement préconisés et dont le temps a fait plus ou moins prompte justice, je ne m'occuperai que d'un seul, celui qui après avoir triomphé de toutes les attaques dont il a été l'objet est aujourd'hui accepté et préféré par l'immense majorité des accoucheurs, je veux parler du tamponnement.

Il me sera facile d'établir que quelque nombreux et éclatants que soient les services rendus par le tampon vaginal, ce moyen ne saurait pourtant être considéré que comme un pis-aller, que quelquefois il peut constituer un danger sérieux, et que les succès qu'on lui doit dans l'immense majorité des cas ne sauraient eux-mêmes s'expliquer par une action parfaitement rationnelle et absolument inoffensive.

Quelques très-courtes réflexions suffiront pour établir tout ce qu'il y a de fondé dans cette assertion.

Le tampon ne peut pas être considéré comme un hémostatique direct, il n'est pas en rapport immédiat avec les surfaces saignantes, son action se borne à favoriser la formation d'un caillot qui seul constitue le véritable obturateur. Il se passe là le même phénomène que dans l'épistaxis lorsque l'on cherche à arrêter l'hémorrhagie par l'obturation des narines, mais avec cette différence que dans ce dernier cas le sang en refluant par la bouche vient avertir l'opérateur de l'insuffisance de son procédé et de la nécessité de recourir à des moyens plus efficaces. Avec le tamponnement vaginal, au contraire, si la matrice est dans le relâchement, si le sang ne présente pas les conditions de plasticité nécessaires pour former un caillot il pourra s'épancher dans la cavité utérine et s'y épancher en quantité considérable avant de révéler sa présence par les signes effrayants et caracteristiques de l'hémorrhagie interne.

En présence de cette terrible éventualité l'accoucheur n'aura rien de plus pressé que de brûler ses vaisseaux, de retirer ce tampon fatal, et il va se trouver complètement désarmé devant un péril qui a grandi en même temps que son impuissance.

Je sais bien que l'on peut m'objecter l'excessive rareté de cette complication, je sais qu'en sollicitant les contractions utérines le tampon s'oppose le plus souvent aussi bien à l'hémorrahagie interne qu'à l'hémorrhagie externe ; mais il suffit que cet accident se soit produit, il suffit qu'il puisse se produire pour que l'accoucheur le redoute, pour que sa conscience en soit alarmée.

Du reste, ce n'est pas là un épouvantail créé à plaisir. M. Delore a cité dans une séance de la Société de médecine l'observation d'une malade chez laquelle le tamponnement vaginal avait déterminé cette hémorrhagie interne que je signale. Fort heureusement elle fut reconnue à temps et la malade ne fut sauvée que par la prompte et intelligente intervention de notre confrère.

Et d'ailleurs, même dans les meilleures conditions de succès, la production de ce caillot obturateur ne saurait être une chose indifférente et le moment n'est peut-être pas éloigné où l'on serait trop heureux de réintégrer dans le système circulatoire de la malade le sang qui l'a produit, et où il n'en faudrait pas davantage pour l'arracher à la mort.

Je crois donc être l'écho des sentiments instinctifs ou raisonnés de tous les accoucheurs en affirmant qu'ils acceptent et pratiquent le tamponnement vaginal comme le moins défectueux des procédés dont nous pouvons disposer dans l'état actuel de la science, mais qu'aucun d'eux ne saurait le considérer comme l'idéal de la perfection. J'espère aussi donner satisfaction à de nombreuses et bien légitimes aspirations en appelant l'attention sur un moyen qui n'a pas encore, il est vrai, reçu de sanction pratique, mais qui paraît si rationnel, qui répond si bien à toutes les objections, qu'il est absolument impossible que les faits ne viennent pas consacrer les données théoriques.

L'initiative de ce procédé est due à l'un de nos jeunes et

judicieux confrères, le docteur Nérard, qui l'a sommairement indiqué dans sa thèse inaugurale.

Considérant que l'accouchement forcé, la perforation des membranes par le procédé de Puzos, le tamponnement vaginal lui-même, en un mot que tous les procédés mis en usage jusqu'ici n'agissent qu'en hâtant la terminaison de l'accouchement, M. Nérard propose d'amener cette terminaison en activant les douleurs si elles existent déjà, ou bien dans le cas où le travail ne serait pas encore commencé, en le provoquant à l'aide de l'instrument spécial que j'ai créé pour remplir cette indication.

Cet instrument a été exécuté par MM. Galante de Paris. Ces habiles fabricants, après l'avoir fait graver, ont bien voulu, avant de le présenter à l'Académie, mettre à ma disposition le cliché suivant qui permet d'en comprendre parfaitement le mécanisme et le jeu.

Fig. 1.

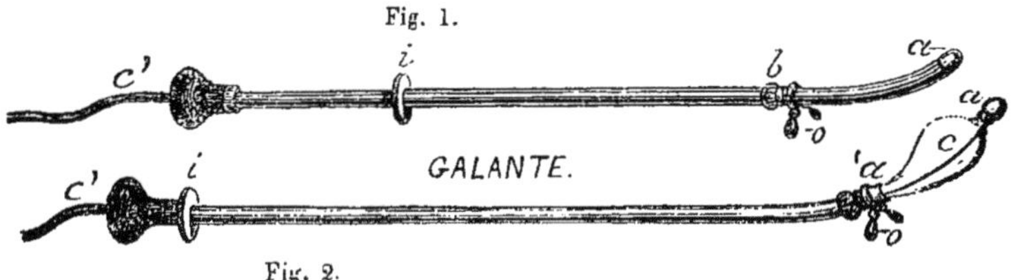

Fig. 2.

Fig. 1. L'instrument est représenté fermé, pret à fonctionner.

Il se compose de deux tubes glissant l'un sur l'autre. L'un extérieur, *a i*, est ouvert à ses deux extrémités, il se termine en arrière par une virole *i*, et en avant son ouverture est close par un bouchon arrondi représentant l'extrémité mousse d'une sonde, ce bouchon *a* entre à frottement doux, il porte à son centre une petite tige sur laquelle est attachée une ampoule de caoutchouc terminée par un tube dont l'extrémité est visible au point c', après avoir occupé toute la partie centrale de l'instrument.

Le tube intérieur est terminé à l'extrémité manuelle par une boule arrondie et en avant par un petit ressort *c* visible à la fig. 2, qui entre dans le bouchon *a* et tient l'ampoule tendue pendant qu'on la met à découvert en faisant glisser le tube extérieur.

B représente un anneau qui appartient au tube intérieur auquel il est relié par un tenon glissant dans une fente longitudinale, ménagée à la paroi convexe dn tube extérieur, cet anneau porte deux petits appendices *o* en forme de cornes, qui servent d'abord a guider l'instrument sur le doigt préalablement introduit dans le col utérin et qui, arrivés à l'entrée de ce col, limitent d'une manière complète et absolue l'introduction de l'instrument et donnent à l'opérateur la certitude qu'il tire réellement la canule extérieure et qu'il ne pousse pas le tube intérieur.

Une fois l'instrument introduit et l'ampoule mise à découvert on y pousse une injection d'eau tiède. L'ampoule se gonfle, fig. 2, on peut retirer l'instrument et être assuré que l'ampoule est prisonnière dans la cavité utérine.

En résumé l'on peut dire que cet instrument permet d'introduire dans la cavité utérine une ampoule de caoutchouc, et que cette introduction se fait avec la plus grande facilité à travers une petite ouverture admettant à peine l'extrémité du doigt et à l'aide d'une tige mousse, arrondie, ne dépassant pas le volume d'une sonde moyenne de Mayor et dont la pénétration est limitée de manière à rendre absolument impossible la rupture prématurée des membranes. Une fois l'ampoule introduite et dilatée à l'aide d'une injection d'eau tiède, elle agit comme un corps étranger, sollicite les contractions utérines et amène la dilatation par un mécanisme spécial sur lequel j'aurai à appeler l'attention en faisant ressortir surtout que mon procédé, qui pourrait paraître l'analogue de celui de M. Tarnier et qui au premier coup d'œil semblerait fondé sur le même principe, en diffère cependant d'une manière complète par son mode d'action.

Néanmoins, tout en établissant ces différences, je m'empresse de reconnaître la filiation des deux méthodes. J'apprécie trop tout ce qu'il y a d'ingénieux dans l'idée première de notre savant confrère, le docteur Tarnier, pour ne pas protester d'avance contre l'intention que l'on pourrait peut-être me prêter d'avoir cherché à amoindrir le mérite de son initiative.

Ceci posé, je laisse la parole à M. Nérard :

« Au point de vue du principe on peut certainement « considérer comme irréprochable l'idée d'introduire dans « la cavité même de l'utérus un corps lisse, poli, arrondi, « éveillant en sa qualité de corps étranger les contrac- « tions utérines, et s'interposant ensuite comme une po- « che des eaux artificielles pour amener la dilatation.

« Cependant la méthode de M. Tarnier et le procédé « avec lequel il la réalise nous paraissent passibles de quel- « ques objections.

« 1° Le dilatateur intra-utérin de M. Tarnier est cons- « titué par un tube de caoutchouc qui, sous l'influence de « l'eau introduite avec une certaine force dans sa cavité, « se dilate à l'une de ses extrémités et prend la proportion « d'une sphère assez volumineuse. Mais pour arriver à « cette dilatation le tube de caoutchouc a perdu toute son « élasticité, et l'ampoule qu'il constitue est d'une excessive « rigidité. Elle remplit son rôle de corps étranger sollici- « tant de la manière la plus inoffensive les contractions « utérines, mais la tension et la rigidité de cette boule ne « lui permettent pas de se mouler sur ces parties comme « le fait une poche des eaux normales. Aussi à cause de « son peu de tendance à s'insinuer dans le col aussitôt « qu'il s'entr'ouvre, elle a été comparée par M. Chassagny à « une poche des eaux plates. De plus il arrive que ce tube

« dilaté et aminci outre mesure se rompt quelquefois pen-
« dant l'opération (1).

« 2° La manœuvre de l'instrument de M. Tarnier, sans être
« ni compliquée ni difficile, exige cependant, quelque ha-
« bile que soit l'opérateur, certains tâtonnements, et une
« main peu exercée pourrait très-bien perforer prématu-
« rément les membranes. »

« M. Chassagny nous paraît avoir apporté à la méthode
« de M. Tarnier des modifications de la plus grande im-
« portance qui réduisent à néant les objections qu'on pour-
« rait lui faire. De plus, ces modifications tendront à vul-
« gariser ce procédé en permettant de l'employer dans des
« cas où il peut rendre de grands services, mais où l'on
« aurait reculé devant un moyen moins simplifié et pour-
« tant moins inoffensif.

(1) Les premiers instruments de M. Tarnier étaient constitués par un tube épais, formant une ampoule qui avait tous les défauts signalés par M. Nérard ; aujourd'hui cette ampoule est constituée par un tube très-mince, elle a donc de la mollesse mais en revanche elle ne peut acquérir qu'un très-petit volume, et alors elle est souvent expulsée avant d'avoir définitivement déterminé le travail. De plus le gonflement du tube mince se fait d'abord à son point de jonction avec le tube épais, et si l'introduction n'est pas complète et ne dépasse pas le col interne, la dilatation a pour résultat de l'attirer au-dehors dans le vagin, d'où la nécessité de pousser très-haut le conducteur, le danger de décoller ou de perforer les membranes et l'impossibilité de l'introduire dans un utérus peu développé.

« Le tube de caoutchouc de M. Tarnier est remplacé « dans l'appareil de M. Chassagny par une ampoule à pa- « rois amincies de 7 centimètres de circonférence. Pour ac- « quérir le volume d'un œuf de dinde cette ampoule n'aura « à subir qu'une distension modérée. Arrivée à ce point de « dilatation elle conserve encore une souplesse assez grande « qui lui permet, dès que les contractions commencent, de « se mouler sur l'orifice interne du col et de pénétrer peu « à peu et graduellement dans sa cavité. Sous l'influence « de nouvelles contractions la partie de l'ampoule qui s'est « déjà engagée sous forme de coin, force, par une pres- « sion excentrique, les parois de cette cavité à s'écarter len- « tement. Mais bientôt il se produit un nouveau phéno- « mène : la portion de la boule déjà engagée dans la ca- « vité du col vient faire saillie à l'extérieur et se renfler « progressivement au-devant de l'orifice externe, de ma- « nière à donner à l'ensemble de cette poche la forme d'une « calebasse.

« Voici alors ce qui se passe : grâce à la pression égale- « ment répartie par le liquide sur toute la surface externe « de la calebasse, en même temps que la partie étranglée « au niveau du col tend à le dilater par une pression ex- « centrique, les deux renflements par la tendance qu'ils ont « à se rapprocher contribuent beaucoup à diminuer la lon- « gueur du col et à l'effacer. »

Ce parallèle entre les deux méthodes établit trop bien la

différence qui existe dans leur mode d'action pour ne pas prouver d'une manière tout aussi évidente qu'elles ne sauraient être également aptes à remplir les mêmes indications.

Certainement, tant qu'il ne s'agit que de provoquer l'accouchement prématuré dans les circonstances ordinaires, l'appareil de M. Tarnier peut être considéré comme très-satisfaisant; lorsque son ballon est introduit et gonflé dans la cavité interne, il pèse sur le col interne, éveille son irritabilité et provoque des contractions qui amènent la dilatation et déterminent l'accouchement d'une manière très-douce et absolument inoffensive. L'expérience a surabondamment démontré que ce procédé laisse bien loin derrière lui tout ce qui avait été fait jusqu'alors.

Cependant, et l'expérience est encore ici d'accord avec la théorie, il est évident que les douleurs sont plus rapprochées, qu'elles sont moins agaçantes pour la malade, qu'il en faut une somme moins considérable pour amener la dilatation, lorsque, au lieu d'agir seulement comme corps étranger pour déterminer les contractions l'ampoule se moule dans le col, exerce sur lui une pression excentrique, analogue à celle du coin, et l'efface en le comprimant dans le sens de son épaisseur, comme l'a si bien fait ressortir M. Nérard.

Mais, je le répète, ce n'est là qu'une question de nuance; avec un peu plus ou un peu moins de perfection les deux méthodes peuvent très-bien se remplacer l'une par l'autre, tant qu'il ne sera question que de l'accouchement prématuré ordinaire; mais en serait-il de même dans les cas d'insertion du placenta sur le col?

Quelques très-courtes observations sur la nature du problème et sur la manière dont on peut en poursuivre la solution avec le ballon flexible suffiront, je pense, pour justifier ma réponse négative.

Lorsque les adhérences entre le placenta et le col viennent à se déchirer, que ce déchirement soit produit par le doigt de l'accoucheur, ou par les contractions utérines, ou par les changements de rapport qu'amène le développement inégal du placenta et du segment inférieur de l'utérus dans les derniers temps de la grossesse, il en résulte toujours une surface saignante produite aux dépens de l'utérus et du placenta et compromettant à la fois la vie de la mère et celle de l'enfant.

Si donc il est impossible d'éviter le déchirement de ces adhérences, il est évident qu'il ne peut y avoir qu'un seul moyen rationnel d'en atténuer les conséquences et que l'hémorrhagie qui en résulte ne peut être arrêtée que par l'interposition d'un corps étranger fermant les bouches béantes des vaisseaux divisés; c'est assez indiquer le tamponnement intra-cervical. Comme ce tampon doit se prêter aux variations de forme et de grandeur de la déchirure dont il est d'ailleurs appelé lui-même à provoquer l'agrandissement, il doit dabord être conique, puis assez souple, assez élastique pour exercer une compression égale et régulière sur tous les points de l'anneau dans lequel il va s'engager, et comme il est impossible que son action puisse s'exercer de dehors en dedans il devra nécessairement agir de dedans en dehors, et pour cela il faut que réduit à un très-petit volume avant son introduction à travers une très-petite ouverture il puisse à l'intérieur de l'utérus prendre le développement nécessaire.

Mais si l'on veut bien se rappeler la citation que j'ai empruntée à la thèse de M. Nérard et ce que j'ai dit moi-même de mon appareil, on reconnaîtra sans doute qu'il remplit exactement, rigoureusement toutes ces conditions.

En conséquence, si l'on constate un point de la circonférence du col où l'adhérence n'existe pas, on pourra en profiter pour faire pénétrer l'instrument ; si, au contraire, le col est complètement obturé, il suffira de décoller le placenta dans une très-petite étendue, de pratiquer une ouverture capable d'admettre seulement le bout du doigt, et engageant la tige-mousse de l'appareil dans cette ouverture on la poussera jusqu'à ce qu'elle soit arrêtée par les deux appendices qui en limitent l'introduction. A ce moment l'ampoule est dans l'utérus, il n'y a plus qu'à faire glisser la canule extérieure sur la canule intérieure pour la laisser à découvert, permettre de l'injecter et de l'abandonner prisonnière dans la cavité de l'organe. Et alors, sans attendre l'éveil des contractions utérines, on devra exercer sur le tube qui traverse le col et prolonge l'ampoule au dehors, des tractions qui augmenteront sa conicité et lui permettront de remplir de suite son double rôle d'obturateur et de dilatateur. Pour rendre ces tractions continues il suffira de fixer ce tube avec un certain degré de tension à la jarretière de la malade.

Sous cette double influence, on obtiendra bientôt une dilatation suffisante pour que, le ballon étant expulsé, la tête vienne le remplacer, ou mieux encore pour permettre à l'accoucheur d'intervenir soit par la version, soit par une application de forceps.

Tel est le procédé que je m'empresserais d'employer dans un cas d'insertion vicieuse du placenta; et pour mieux affirmer ma pensée, pour mieux obéir à des convictions qui n'ont fait que grandir pendant la rédaction de ce travail, pour ne pas être pris à l'improviste par ces hémorrhagies souvent foudroyantes qui accompagnent, et quelquefois précèdent les premières douleurs, je n'attendrais pas les signes prodromiques de l'accouchement, je n'hésiterais pas à intervenir au commencement de la dernière huitaine de la grossesse et j'interviendrais, je crois, avec la certitude de remplir toutes les conditions du problème classique *tutò, citò* et *jucundè*.

Citò, en combinant les contractions intermittentes de l'utérus avec la dilatation permanente de l'appareil.

Tutò, en comprimant exactement toutes les extrémités divisées des vaisseaux, au fur et mesure de leur déchirure.

Quant au *jucundè*, s'il ne nous est pas donné de procurer à nos patientes un agrément absolu, j'aurais au moins dans l'espèce la satisfaction d'avoir donné à ma malade cet agrément relatif de diminuer dans toutes les limites du possible la durée et l'intensité de ses douleurs.

Certainement ces données théoriques paraissent assez satisfaisantes pour que je puisse espérer de faire partager à mes confrères les convictions dont je suis animé. Cependant j'ai pensé que je les entraînerais bien plus facilement à me suivre et même à me précéder dans la voie de l'expérimentation, si je pouvais traduire en signes sensibles et faire évoluer sous leurs yeux les phénomènes dont j'annonce la manifestation dans la profondeur des organes maternels.

En conséquence, j'ai institué une expérience qui me permet d'introduire et de faire fonctionner l'ampoule dilatatrice dans des conditions identiques à celles qui constituent l'insertion du placenta sur le col.

Un ballon de verre représente une matrice diaphane permettant de voir ce qui se passe dans son intérieur. Ce ballon est percé à sa partie inférieure d'une ouverture constituant le col; un sac sans ouverture est renfermé dans sa cavité; ce sac simulant le fœtus et ses enveloppes traverse le col pour se replier sur ses bords et représenter l'implantation. Une coulisse permet de simuler la rupture des adhérences.

Tout étant ainsi disposé, j'écarte l'adhérence dans un point limité de la circonférence du col, j'introduis la canule, je dépose l'ampoule dans la pseudo-cavité utérine et je la dilate avec l'injection d'eau tiède; puis pour remplacer les contractions utérines que je ne saurais reproduire, je diminue la capacité du globe de verre en dilatant par l'injection un ballon de caoutchouc que j'ai préalablement enfermé dans l'œuf, je détermine ainsi la compression de l'ampoule qui, sous cette influence combinée avec des tractions légères sur le tube, écarte les adhérences, s'introduit dans le col dont elle remplit bientôt la cavité et dont elle comprime exactement toute la circonférence en faisant au-dessus et au-dessous un bourrelet qui démontre l'étranglement subi par la partie centrale et prouve la double action compressive et dilatatrice dont on pourrait augmenter la puissance en augmentant la quantité du liquide injecté.

Si l'on m'objectait que les choses ne se passeraient peut-être pas identiquement de la même manière dans la pratique, je m'empresserais de reconnaître l'exactitude de cette assertion, mais en faisant observer que mon expérience se fait dans des circonstances bien moins favorables ; que je n'ai pas pu me placer dans les conditions de chaleur, de lubréfaction, de coaptation réciproque que l'on rencontre dans la nature que, par conséquent, qui peut le plus peut le moins ; et ici je ne parle plus au nom de la théorie, car si l'épreuve clinique n'a pas été faite pour des cas d'insertion, en revanche l'appareil a été employé pour remplir d'autres indications en provoquant l'accouchement prématuré, et j'ai pu m'assurer que tout se passe conformément au programme que j'ai tracé, et que les phénomènes constatés par l'expérience se reproduisent d'une manière tout à fait identique, mais avec beaucoup plus de facilité.

L'action de l'appareil a surtout été démontrée dans des cas d'avortement. M. Guéniot, dans un très-intéressant travail publié récemment dans le *Bulletin de thérapeutique* sur la délivrance dans l'avortement, a bien voulu reproduire une observation que je lui avais communiquée, dans laquelle après avoir obtenu en quelques heures une dilatation complète j'avais pu extraire avec la plus grande facilité un produit arrivé au troisième mois de la conception et frappé de mort depuis quelques jours.

Depuis cette époque, dans un cas d'avortement au deuxième mois de la grossesse, le col s'était refermé après l'expulsion de quelques débris placentaires ; craignant la rétention d'une partie du délivre, comptant sur l'extrême facilité de la manœuvre et sur l'innocuité absolue de l'action de l'ampoule, je l'introduisis et au bout d'une demi-heure elle franchissait le col suffisamment dilaté pour me permettre d'explorer la cavité utérine et de dissiper toutes mes appréhensions en me donnant la conviction que la délivrance avait été complète.

Notre honorable confrère, le docteur Guéniot, tout en donnant à ce moyen une adhésion sans réserves dont je ne saurais trop le remercier, pense que l'indication serait tout aussi bien remplie avec l'ampoule de M. Tarnier. Je ne saurais partager cette manière de voir.

Il ne s'agit pas, en effet, comme dans l'accouchement prématuré, à terme ou à une époque rapprochée du terme, d'agrandir dans une certaine proportion l'ouverture d'une cavité, cette ouverture devant toujours malgré une dilatation considérable présenter des dimensions bien moins grandes que celles du reste de l'organe; lorsque l'on doit au contraire agir sur un utérus gravide seulement de quelques mois, son vuide est relativement très-petit et après la dilatation complète il ne représente pas une cavité avec une ouverture plus étroite, mais seulement un infundibulum cylindrique, une espèce de doigt de gant; et, sans parler de la difficulté d'introduire dans le col d'une manière inoffensive et le tube de caoutchouc et sa tige conductrice, il est évident que la surface interne de l'utérus serait péniblement impressionnée par un appareil rigide, le col ne pourrait se dilater que sous l'influence d'un agent flexible, et un corps dur solide représentant, comme l'ampoule de M. Tarnier, un cylindre tronqué à ses deux extrémités n'aurait d'autre chance que de provoquer de très-vives douleurs sans réussir à s'y insinuer. De plus, il faut pour l'instrument de M. Tarnier une pénétration trop considérable pour que l'introduction de son tube puisse se faire sans danger dans un utérus gravide de quelques mois.

On me pardonnera cette digression à laquelle je me suis

laissé entraîner à propos de l'un des cas nombreux dans lesquels l'ampoule dilatatrice me paraît appelée à rendre des services importants, et je me hâte de rentrer dans mon sujet.

DE L'HÉMORRHAGIE APRÈS L'ACCOUCHEMENT.

Si tout s'est passé conformément aux prévisions que j'ai indiquées, on aura, il est vrai, traversé les phases les plus périlleuses de l'accouchement avec insertion du placenta sur le col. Mais tout n'est pas terminé ; si l'on doit toujours redouter une hémorrhagie, même après l'accouchement le plus simple et le plus naturel, ce qui constitue dans les cas ordinaires une très-rare exception va devenir une règle à laquelle il est absolument impossible de se soustraire.

En effet le procédé hémostatique habituellement mis en œuvre par la nature est d'avance frappé d'une impuissance radicale, c'est en vain que l'utérus va se contracter énergiquement ; c'est en vain que l'accoucheur percevra cette sensation ordinairement si satisfaisante d'un globe utérin arrondi et résistant, l'hèmorrhagie n'en continuera pas moins, car les contractions n'auront pas pour résultat de l'arrêter en comprimant la surface saignante par l'énergique application de la paroi opposée, l'organe sera presque complètement revenu sur lui-même, sa cavité sera presque entièrement effacée que le col et la portion du sommet qui le continue n'auront pas encore pris part à ce mouvement de retrait et le sang continuera de couler tout aussi bien que si l'utérus était frappé d'inertie, les faisceaux de la couche moyenne sont dans cette région d'une épaisseur trop peu considérable pour accoler l'une contre l'autre les parois opposées ou pour étreindre dans leurs anneaux musculaires les vaisseaux utérins divisés.

Cependant si les forces de la malade ont été bien ménagées, si l'accoucheur a pu être sagement économe de son sang, il aura beaucoup de chances pour se rendre facilement maître de la perte, le plus souvent même il la verra s'arrêter spontanément lorsque les contractions auront envahi la totalité de l'organe ; mais il ne faut pas perdre de vue que, dans les circonstances même les plus favorables, elle peut devenir foudroyante et compromettre les jours de l'accouchée en déjouant toutes nos tentatives d'intervention.

En effet, si dans l'immense majorité des cas simples nous n'avons que l'embarras du choix parmi les nombreux moyens que la science met à notre disposition, en revanche, dans les cas sérieux nous nous trouvons presque complètement désarmés malgré et peut-être même par le fait de la multiplicité de ces moyens.

Je mettrai donc de côté toutes ces demi-mesures, dont quelques-unes ne sont pas tout à fait inoffensives et qui toutes ont l'inconvénient grave de faire perdre un temps précieux à constater ou la lenteur de leur action ou leur complète inefficacité, et je ne m'occuperai que des deux procédés qui seuls peuvent être considérés comme à la hauteur de la gravité de la situation, je veux parler de la compression de l'aorte et du tamponnement.

Il est bien entendu que si je ne parle pas du seigle ergoté, c'est que je le considère comme ayant été administré avant même la terminaison de l'accouchement pour que ses premiers effets coïncident avec la déplétion de l'utérus.

DE LA COMPRESSION DE L'AORTE.

Sans me préoccuper de l'explication physiologique des effets produits par la compression de l'aorte, sans rechercher si l'on doit prendre quelques précautions pour éviter de comprimer la veine cave, ou si c'est au contraire à l'interruption du sang dans ce vaisseau que l'on doit attribuer, comme le font quelques accoucheurs, l'action hémostatique du procédé, je me contenterai de constater qu'en dehors de ces données théoriques et de quelque manière qu'il soit appliqué, tout le monde s'accorde à en reconnaître l'efficacité et qu'il est peu d'accoucheurs qui ne lui doivent quelque éclatant succès. En conséquence, comme c'est un moyen toujours prêt et que nous avons toujours sous la main, je suis d'avis que l'on devrait considérer comme une faute grave de ne pas y avoir immédiatement recours.

Mais malheureusement son action n'est pas infaillible et de plus il est un certain nombre de malades chez lesquelles il est impossible d'arriver jusqu'à l'aorte pour pratiquer cette compression, et cependant lorsque ce moyen ultime vient à nous faire défaut nous sommes complètement désarmés et réduits à assister à l'agonie de la malade en déplorant notre impuissance. Il y a là une lacune regrettable et j'espère la combler en recommandant l'emploi d'un moyen excessivement simple, d'une application des plus faciles et avec lequel l'hémorrhagie s'arrête comme par enchantement. Ce moyen, c'est le tamponnement.

DU TAMPONNEMENT APRÈS LA DÉLIVRANCE.

Je sais très-bien que dans l'état actuel de la science il est difficile de conseiller le tamponnement pour les cas qui nous occupent, sans aller au-devant d'une accusation d'hérésie. Je sais que dans la plupart des traités d'accouchement ce moyen n'est pas même mentionné et que les rares auteurs qui lui ont consacré quelques lignes, n'ont eu pour but que d'en faire ressortir les inconvénients et les dangers.

J'espère cependant démontrer que cette proscription

s'applique à des procédés vicieux de tamponnement, plutôt qu'au tamponnement lui-même tel que l'on doit le comprendre et l'exécuter dans une saine et intelligente pratique.

Si nous nous reportons aux tampons tels qu'ils étaient employés avant l'introduction du caoutchouc dans les usages chirurgicaux, il est évident qu'ils constituent un moyen d'une application difficile, qu'ils s'opposent invinciblement à la rétraction de l'utérus, qu'ils sont mal supportés par les malades, que souvent ils favorisent l'hémorrhagie plutôt que de l'arrêter et qu'ils méritent tous les reproches qu'on leur a adressés.

Même dans les cas les plus heureux, pour peu qu'il se produise chez la malade quelque phénomène inquiétant, l'accoucheur hésite nécessairement entre le désir de s'assurer si son tampon ne favorise pas la production d'une hémorrhagie interne et la crainte de lâcher de nouveau les écluses en l'enlevant, c'est-à-dire en pratiquant une manœuvre aussi difficile que celle de l'introduction.

En résumé donc, les anciens procédés de tamponnement étaient trop défectueux pour constituer une méthode réglée, et cependant malgré ces imperfections ils m'ont rendu dans quelques circonstances de si grands services que, faute de mieux, je n'hésiterais pas à m'en servir encore aujourd'hui, n'eussé-je pour excuser ma conduite qu'à m'abriter derrière le classique aphorisme : *melius anceps quam nullum*.

Si le tamponnement par les anciens procédés pouvait avoir quelques chances de succès, ce n'était qu'à la condition d'être appliqué très-exactement par une main habile et exercée, car tout le monde comprend combien il devait être difficile de bourrer la cavité utérine avec du coton, de la charpie, du linge, d'y tasser méthodiquement la queue du cerf-volant classique; aussi n'est-il pas étonnant que l'on ait cherché à tourner ces difficultés en créant des appareils plus simples, mieux supportés par les malades, d'une application plus facile et se prêtant sans peine à l'exercice d'un contrôle si souvent nécessaire.

En 1807, Rouget proposait pour le tamponnement de la cavité utérine après la délivrance, l'emploi d'une vessie de cochon introduite à l'état de vacuité dans l'intérieur de l'utérus, où elle était ensuite gonflée soit par l'insufflation, soit par l'injection d'un liquide.

En 1848, Velpeau faisait à l'Académie des sciences un rapport des plus favorables sur des appareils analogues présentés par Stein (de La Haye) et Miquel (d'Amboise).

Ces différents appareils constituaient certainement un progrès réel et ils allaient servir de transition entre les anciens tampons et ceux que la science moderne devait emprunter plus tard au caoutchouc, à cette précieuse substance avec laquelle l'industrie réalise aujourd'hui tant de merveilles et qui, grâce à l'habileté et à l'inépuisable complaisance de MM. Galante, se prête si bien à toutes les combinaisons que les médecins peuvent rêver.

On ne saurait aujourd'hui parler du tampon sans évoquer l'idée du ballon Gariel, et c'est toujours de cet appareil qu'il est question, soit que l'on conseille de l'appliquer dans le vagin pour s'opposer aux hémorrhagies qui accompagnent le travail, soit qu'il s'agisse de l'introduire dans la cavité même de l'utérus pour arrêter les pertes qui surviennent après la délivrance.

Cependant quelque classique que soit l'usage de ce ballon dans les cas dont je viens de parler, il n'a pas, que je sache, été conseillé contre les hémorrhagies qui se produisent après les accouchements compliqués d'insertion du placenta sur le col, et, je me hâte de le dire, il est fort heureux que ce conseil n'ait pas été formulé, car cet appareil ne me paraît propre à remplir aucune des indications réclamées dans ces graves circonstances.

Pour se convaincre de la justesse de cette assertion, il suffit d'examiner comment il se comporterait dans les différentes conditions où se produisent ces hémorrhagies.

Supposons que la perte coïncide avec une inertie complète de l'utérus ; le ballon Gariel est introduit dans la cavité de l'organe, il y est gonflé jusqu'à ce qu'il la remplisse exactement ; l'hémorrhagie serait nécessairement arrêtée si l'insertion du placenta avait eu lieu dans un des points avec lequel est en contact la surface extérieure du ballon ; mais il n'en est pas ainsi dans l'espèce, les vaisseaux béants par lesquels a lieu l'écoulement sanguin échappent à la compression, le col est flottant, libre et complètement soustrait à l'action du tampon, l'hémorrhagie au lieu d'être suspendue est peut-être favorisée par la gêne de la circulation produite par la compression exercée sur le corps de l'utérus, et l'on ne peut espérer de la modérer qu'en pratiquant un tamponnement secondaire agissant sur la région cervicale, c'est ce que j'ai été obligé de faire dans une circonstance et c'est ce qui m'a suggéré l'idée du double ballon hémostatique qui fait le sujet de cette partie de mon travail.

Si au contraire l'utérus est en grande partie revenu sur lui-même, si l'hémorrhagie se produit par le col et par les parties voisines non encore rétractées, le ballon Gariel dans ce cas n'est pas appliqué dans la cavité utérine presque entièrement effacée, mais seulement dans le vagin, et après son gonflement il reste une petite cavité formée par le col et une portion du sommet dans laquelle l'hémorrhagie continue de se produire.

C'est en vain que l'on m'objectera que cette cavité sera bientôt pleine et que le sang écoulé viendra lui-même compléter le tamponnement, ce serait bien mal connaître les propriétés si peu hémostatiques des caillots.

En effet, le sang n'est pas solidifié dans les points en contact avec les surfaces saignantes, il y est liquide, tiède, il entretient ces surfaces dans un état de mollesse, de relâchement qui tient béantes les ouvertures des vaisseaux divisés et favorise incessamment le renouvellement des causes de l'hémorrhagie qui bientôt acquiert une immense puissance de pression excentrique sous laquelle la cavité doit nécessairement s'agrandir pour donner lieu à tous les phénomènes de l'hémorrhagie interne.

Telles sont les deux formes d'hémorrhagie qui sont victorieusement combattues par l'emploi du double ballon hémostatique exécuté par MM. Galante et présenté par eux à l'Académie de médecine.

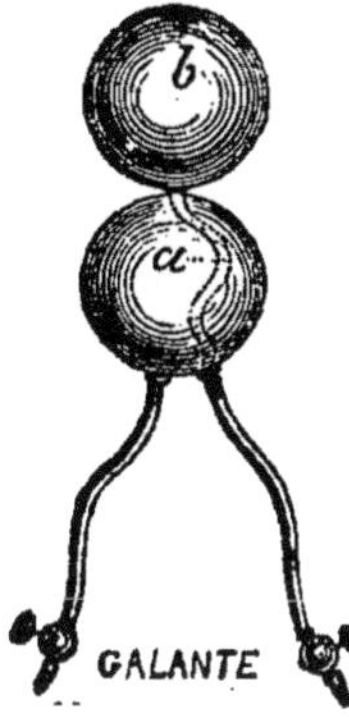

Cet appareil est formé de deux ballons de 6 centimètres environ de diamètre unis l'un à l'autre par un point de leur circonférence. L'un de ces ballons, le supérieur *b* communique à l'extérieur par un tube qui traverse le ballon inférieur *a*, lequel se termine aussi par un tube muni comme le premier d'un robinet ; ces deux ballons ont des parois minces, ce qui est une condition essentielle pour obtenir un tampon capable de se mouler exactement à la cavité qu'il doit comprimer.

Replaçons-nous maintenant dans la première hypothèse, insufflons le ballon supérieur préalablement introduit dans la cavité de l'utérus, il ne nous restera plus qu'à gonfler le ballon inférieur pour comprimer exactement la cavité cervicale et s'opposer invinciblement à l'écoulement du sang.

La manœuvre sera différente si l'hémorrhagie coïncide avec une rétraction plus ou moins complète du fond de l'utérus : dans ce cas nous commencerons à faire le tamponnement vaginal en gonflant d abord le ballon inférieur introduit dans le vagin. Lorsque cette cavité sera complètement remplie, il ne nous restera plus qu'à insuffler le ballon supérieur qui va s'insinuer tout naturellement dans la petite cavité représentée par le col et par la portion du sommet non encore revenue sur elle-même, et dans ce cas comme dans le précédent les surfaces seront assez exactement comprimées pour rendre impossible toute nouvelle hémorrhagie.

Au point de vue théorique ce procédé me paraissait devoir fonctionner conformément à toutes mes prévisions et il m'était impossible de trouver une objection qui pût lui être sérieusement opposée ; aussi j'attendais avec confiance l'occasion de lui donner la sanction pratique ; cette occasion s'est présentée deux fois dans deux cas dont on me permettra de citer succinctement les observations.

Mme F..., âgée de 38 ans, d'un tempérament lymphatique-nerveux, d'une assez bonne constitution, est enceinte pour la troisième fois. Ses deux premières grossesses se sont heureusement terminées sans aucune complication.

Arrivée au septième mois, quelques pertes se manifestent, elles sont dabord légères et cèdent facilement à quelques légers astringents et surtout au repos; le terme de la grossesse approche, elles ont bien un peu augmenté, mais elles n'ont pris encore aucun caractère inquiétant; le toucher pratiqué une huitaine de jours avant ce terme m'avait permis de reconnaître que le col était légèrement entr'ouvert et de constater à son centre une masse charnue, molle, paraissant avoir une épaisseur considérable et ne me laissant aucun doute sur le diagnostic. J'allais évidemment me trouver en présence d'une insertion centre pour centre.

Dès ce moment je condamnai la malade au repos le plus absolu en faisant les recommandations les plus expresses pour que l'on m'appelât immédiatement aussitôt que la perte commencerait à se reproduire; j'avais tout disposé pour pratiquer le tamponnement intra-utérin.

Huit jours se passèrent ainsi, lorsque le 26 août 1867, à huit heures du soir, je fus mandé en toute hâte auprès de Mme F... que je trouvai dans un état de pâleur et de faiblesse extrêmes : le pouls était presque insensible, elle était littéralement inondée, son lit était plein de caillots représentant une quantité de sang effrayante. Aux reproches que j'adressai aux assistants sur le retard que l'on avait mis à me réclamer, il me fut répondu que depuis le matin la malade était assistée par une sage-femme qui s'était prudemment esquivée à mon approche.

Je pratiquai le toucher et mon indignation fut portée à son comble lorsque je reconnus que la dilatation était complète et qu'elle était probablement complète depuis plusieurs heures. Le gâteau placentaire occupait tout l'espace d'environ 8 centimètres de diamètre laissé libre par l'ouverture du col, il paraissait adhérent dans toute sa circonférence.

En présence d'un cas aussi grave je devais agir avec trop de promptitude pour ne pas me priver même du concours d'un confrère ; j'envoyai en toute hâte deux personnes chercher l'une du seigle ergoté et l'autre mon double ballon hémostatique et je fis aussitôt les préparatifs nécessaires pour procéder à la délivrance de la malade.

Avec la main droite je décolle le placenta à gauche et j'arrive avec la plus grande facilité aux pieds de l'enfant; en moins d'une minute la version est terminée et j'amène une petite fille vivante, un peu faible mais parfaitement viable. Le placenta qui avait été presque complètement décollé pendant la manœuvre est immédiatement extrait, l'hémorrhagie continue avec une effrayante intensité ; la matrice est dans un état complet d'inertie ; je cherche à pratiquer la compression de l'aorte ; j'arrive très-facilement à la colonne vertébrale, mais je ne puis sentir les battements de l'artère.

Au moment où je cherchais à pratiquer cette manœuvre on m'apporte mon double ballon hémostatique ; je l'introduis immédiatement et je gonfle le ballon supérieur de manière a remplir exactement toute la cavité utérine, l'hémorrhagie continue par les bords libres et flottants du col qui échappe à la compression. Je gonfle alors le ballon inférieur et la perte cesse immédiatement, il ne s'écoule plus une goutte de sang. Je m'efforce de ranimer les forces de la malade en lui administrant un peu de chartreuse, en lui faisant avaler quelques cuillerées de bordeaux et une tasse de bouillon froid, pendant que je cherche encore à comprimer l'aorte pour empêcher le peu de sang qu'elle conserve encore d'arriver aux extrémités et le faire refluer vers le cerveau.

Un moment ces efforts semblèrent devoir être couronnés de succès, Mme F... commence à se ranimer, sa vue est moins trouble, elle entend moins le bruit de cloches ; quelques tranchées se font sentir, l'utérus revient sur lui-même et me permet de dégonfler en partie le ballon contenu dans sa cavité, le vide produit par cette manœuvre est aussitôt comblé par le retrait de l'organe. J'essaye alors de vider un peu le ballon inférieur. Le suintement sanguin se reproduit immédiatement et me force à rétablir la compression dont l'effet hémostatique se reproduit aussitôt de la manière la plus complète. Malheureusement, malgré ces apparences favorables, cette amélioration ne se soutint pas, le pouls qui s'était sensiblement relevé s'abaisse de nouveau, les troubles de la vue et les hallucinations de l'ouïe se reproduisent, quelques mouvements convulsifs surviennent et la malade succombe demi-heure environ après sa délivrance, en me laissant le regret d'avoir été pris à l'improviste, de ne pas avoir eu le temps de rien organiser pour pratiquer la transfusion et celui plus grand encore de ne pas être intervenu quelques jours plus tôt, alors que je disposais absolument de la malade et qu'elle aurait aveuglément accepté tout ce que j'aurais pu lui proposer.

Le ballon étant extrait quelques instants après la mort, il ne s'écoula pas une goutte de sang, la matrice et le vagin ne contenaient pas l'ombre d'un caillot.

Malgré la terminaison désastreuse de l'accouchement de Mme F... je me crois autorisé à dire que le double ballon hémostatique a satisfait de la manière la plus complète à toutes les indications qu'il était destiné à remplir, je crois pouvoir affirmer que la pratique a largement réalisé les promesses de la théorie et que son action a été véritablement *héroïque* dans la plus large acception du mot.

La seconde observation se rapporte à une dame de Miribel, cliente de M. le docteur Rondet.

Le 21 octobre 1867 je rencontrai à Miribel notre honorable confrère qui me fit part des inquiétudes que lui causait Mme B..., chez laquelle il soupçonnait une insertion vicieuse du placenta sur le col, il me manifesta le désir d'appliquer le tamponnement intra-utérin, dont il avait eu connaissance par la thèse de M. Nérard. Malheureusement je n'avais point d'ampoule en état de fonctionner. Je promis à M. Rondet d'en faire venir au plus vite et dans le cas où le travail commencerait avant leur arrivée il se déciderait à pratiquer le tamponnement vaginal. Dans toute hypothèse je devais mettre immédiatement à sa disposition mon double ballon hémostatique qui lui permettrait d'agir contre l'hémorrhagie post-puerpérale.

Je laisse maintenant la parole à notre honorable confrère jusqu'au moment où il m'a prié de lui prêter mon concours.

« Mme B..., tempérament lymphatique,-nerveux, embonpoint notable, menstruation régulière, a eu plusieurs accouchements antérieurs.

« 1o Grossesse gémellaire à terme, il y a seize ans, enfants vivants ;

« 2e Grossesse simple il y a douze ans, enfant vivant, hémorrhagie au début du travail. (Forceps ?) ;

« 3o Grossesse simple, à terme, enfant vivant (7 ans), suites de couches anormales (Péritonite ?) ;

« 4° Avortement à deux ou trois mois il y a trois ou quatre ans.

« Mme B... vient me consulter le 10 mars, se disant enceinte, très-effrayée d'une nouvelle grossesse à cause de ses antécédents. Essoufflement, lassitude, les règles n'ont pas paru depuis la fin du mois de janvier. Je la rassure, doute de sa grossesse, et prescris quelques toniques. Expectation.

« La grossesse va se confirmant. Persistance des mêmes malaises : lassitude, appétit variable.

« 10 septembre. — Hémorrhagie utérine de médiocre intensité qui dura une heure. Bruits fœtaux énergiques, col fermé. L'hémorrhagie se reproduit deux ou trois fois dans la quinzaine, mais de faible importance.

« 8 octobre. — Il y a quinze jours que la malade n'a pas perdu. Lasse de garder le lit et malgré nos conseils elle se lève, fait une chute et la perte se reproduit, mais de courte durée. Repos au lit, le ventre peu couvert, boissons acidules, perchlorure de fer.

« 9 octobre. — L'orifice externe du col admet la pulpe du doigt. La longueur du col est de 2 centimètres environ.

« Du 15 au 23 il se fit plusieurs petites hémorrhagies,

mais qui ne portèrent pas d'atteintes sérieuses aux forces de la malade.

« Le 23 le col est toujours fermé, mais son bord est peu épais et assez mou.

« Le terme de la grossesse étant très-rapproché et craignant toujours une hémorrhagie plus abondante, je prescris une douche froide de deux minutes matin et soir dans le but de faire commencer le travail.

« Le 24 octobre au matin on me dit que la malade avait perdu dans la nuit un peu plus que les jours précédents

« La malade sent très-bien et très-fort les mouvements de son enfant. Son pouls et ses forces sont bons. Le cœur fœtal bat normalement. Pas de douleur, appétit bon.

« Le nombre des hémorrhagies antérieures, l'abondance relative de la dernière autant que l'état du col aminci et mou font décider que l'on appliquera le tamponnement s'il reparait une hémorrhagie quelque légère qu'elle soit. Ce tamponnement devait être fait au moyen du pessaire Gariel.

« Me fondant sur le défaut de travail, l'absence de dilatation du col et l'assurance du mari de faire le tamponnement si la perte reparaît, je m'absente pendant trois heures. C'est pendant ce temps qu'eut lieu une métrorrhagie grave qui devait être fatale à la mère et à son enfant.

« Elle parut bientôt après mon départ. On espère d'abord qu'elle sera faible et de courte durée et l'on diffère d'appliquer le pessaire Gariel pour éviter un ennui ou une douleur à la femme ; mais celle-ci augmente et devient grave. Le mari effrayé, qui s'était chargé du tamponnement comme d'une chose très-facile qu'il ferait sûrement, court réclamer du secours chez le médecin qui avait annoncé son absence, puis chez une sage-femme qui était absente aussi ; enfin chez une deuxième accoucheuse qui arrive et fait enfin l'application du pessaire après une hémorrhagie si abondante qu'on remplit deux vases des caillots trouvés dans le lit.

« Sur les instances de la malade on enlève le pessaire, la perte reparaît, on le replace, on l'enlève de nouveau.

« Enfin à 1 heure après-midi j'arrive (j'étais parti à 10 heures du matin) ; bourdonnements, troubles de la vue, col à 50 centimètres, pouls petit à plus de 100. On sent le placenta obturant le col, décollé à son pourtour. Derrière lui la tête se présente. Douleurs faibles. Absence de bruits et de mouvements fœtaux. Réapplication du pessaire. Il est décidé que l'on ranimera les forces de la malade et que l'on procédera à la version dès que le col suffisamment dilaté le permettra. »

Tel était l'état de la malade lorsqu'à 8 heures du soir M. Rondet réclama mon intervention.

Le tampon vaginal avait complètement arrêté l'hémorrhagie, les forces s'étaient un peu relevées, le pouls était bon et nous aurions été pleins d'espérance si notre sécurité n'avait été troublée par des terreurs superstitieuses de la malade qui était convaincue qu'elle ne survivrait pas à cet accouchement. Dans une visite faite à la tombe de sa mère, sa robe avait été accrochée par une ronce. C'était pour elle une preuve que sa mère la réclamait auprès d'elle.

A notre arrivée Mme B... se faisait un courage factice, elle dissimulait ses anxiétés, nous priant de lui répéter qu'elle en devait pas mourir, elle nous rassurait et se rassurait elle-même en nous disant qu'elle nous voyait très-bien, que sa vue était très-nette, etc.

Nous enlevons le tampon et nous trouvons le col suffisamment dilaté et dilatable. La version est pratiquée avec la plus grande habileté par M. Rondet qui amène un enfant mort, sa main avait pénétré à droite de la malade par un point où le placenta était décollé, la délivrance fut faite immédiatement après sans aucune difficulté.

L'état de la malade paraît très-satisfaisant, le pouls est bon, elle paraît sérieusement rassurée, la matrice se contracte énergiquement et cependant la perte coule avec abondance.

L'épaisseur des parois abdominales rend impossible la compression de l'aorte, nous nous hâtons donc de pratiquer le tamponnement, le col est largement ouvert, il se continue avec la cavité de l'utérus presque complètement effacée et terminée en doigt de gant à 5 ou 6 centimètres au-dessus de l'orifice interne.

Les ballons sont introduits dans le vagin, l'inférieur est gonflé de manière à le remplir exactement et à servir de point d'appui au ballon supérieur que l'insufflation applique dans la cavité du col ; l'hémorrhagie est instantanément arrêtée.

Une demi-heure se passe ainsi, le succès paraît complet, je me dispose à me retirer, M. Rondet va faire atteler pour me reconduire, lorsque la malade est prise subitement d'une syncope asphyxique ; elle pâlit, demande de l'air, le pouls devient filiforme, puis insensible ; des frictions énergiques, l'agitation de l'air avec un éventail font cesser cette crise qui dure environ une minute. Nous craignons que cet accident soit dû à une hémorrhagie interne, l'élévation de l'utérus au-dessus de l'ombilic semblerait justifier cette appréciation ; cependant son diamètre transversal n'est pas en rapport avec son diamètre longitudinal, il paraît évident que l'organe est seulement soulevé par les tampons ; pour nous en assurer nous vidons les ballons, l'utérus descend aussitôt et ne présente plus que les dimensions ordinaires; mais l'hémorrhagie reparaît, les ballons sont gonflés de nouveau et elle s'arrête immédiatement avec autant de sûreté et de promptitude que si l'on avait fermé un robinet.

Cependant, malgré cette cessation de la perte, malgré une médication excitante et tonique des plus énergiques, cinq ou six accès semblables se reproduisent et la malade succombe à deux heures du matin, cinq heures après sa délivrance.

En retirant le ballon on constate qu'il n'existait aucun caillot ni dans l'utérus, ni dans le vagin.

Je ferai pour cette observation les mêmes remarques que pour la précédente; on ne peut nier que le rôle hémostatique du double ballon n'ait été rempli de la manière la plus complète; il est évident qu'il a contribué dans toutes les limites du possible à prolonger les jours de la malade, et que, si une médication avait pu donner quelque chance de succès, c'est à lui que l'on aurait dû de gagner du temps et de pouvoir l'administrer; mais il y avait eu deux circonstances fatales, on devait en premier lieu regretter qu'une hémorrhagie aussi considérable se fût produite avant l'accouchement, par le fait de l'inobservance des prescriptions si précises et si formelles de notre honorable confrère le docteur Rondet. Et cependant, malgré ces pertes considérables, la malade, après son accouchement, paraissait dans des conditions si favorables, que rien ne pouvait faire supposer une terminaison funeste ; on ne saurait se refuser à reconnaître l'influence fâcheuse de son moral, et à admettre une dépression du système nerveux par les terreurs dont elle était assaillie.

RÉSUMÉ.

De tout ce qui précède, il résulte que la réunion de ces deux procédés constitue une méthode complète avec laquelle on peut combattre toutes les hémorrhagies qui se produisent avant et après l'accouchement dans les cas d'insertion du placenta sur le col.

Le premier applicable aux hémorrhagies qui précèdent l'accouchement est constitué par un tamponnement intra-utérin qui, par la pénétration de l'ampoule de caoutchouc dans le col, devient *suprà intrà* et *infrà* cervical et bouche hermétiquement tous les orifices des vaisseaux par lesquels se produit l'hémorrhagie.

Quant aux hémorrhagies consécutives à la délivrance, elles sont arrêtées par le tamponnement du col et du sommet de la cavité utérine à l'aide d'un ballon de caoutchouc maintenu en place par un autre ballon appliqué soit dans la cavité utérine, soit dans le vagin, suivant que l'hémorrhagie coïncide avec l'inertie complète de l'utérus ou avec l'inertie partielle du col et des parties qui l'avoisinent.

Je ne sais si j'ai été assez heureux pour exposer de manière à en bien faire ressortir tous les avantages le côté théorique de ce dernier moyen ; mais, au point de vue pratique, j'espère que mes lecteurs voudront bien le juger en faisant abstraction de la terminaison fâcheuse des deux accouchements dont j'ai rapporté l'observation, pour n'apprécier que le résultat relativement si favorable de l'action hémostatique.

En ce qui concerne le tamponnement intra-utérin, en dehors des considérations théoriques qui peuvent militer en sa faveur, il se place d'avance sous un haut et puissant patronage.

En 1848, M. Miquel (d'Amboise) a soumis au jugement de l'Académie des sciences un procédé de tamponnement réalisé à l'aide d'une vessie de cochon introduite dans la cavité utérine à travers le placenta décollé ou perforé.

Une commission, composée de MM. Flourens, Andral et Velpeau, rapporteur, donna son approbation pleine et entière à ce procédé. L'appréciation favorable des savants commissaires est donc acquise d'avance au tamponnement intra-utérin que je propose aujourd'hui et qui a, sur le moyen excessivement ingénieux de M. Miquel (d'Amboise), l'avantage d'une introduction simple, facile et éminemment pratique, qui, en un mot, fait bénéficier l'obstétrique des progrès qu'a réalisés l'industrie depuis l'époque où notre savant confrère utilisait avec tant de sagacité les simples matériaux fournis par la nature.

Lyon — Imp. d'A. Vingtrinier.

www.ingramcontent.com/pod-product-compliance
Ingram Content Group UK Ltd.
Pitfield, Milton Keynes, MK11 3LW, UK
UKHW022140170726
13837UKWH00004B/1677

9 782329 161648